DU

LAB-FERMENT

DANS LE

SUC GASTRIQUE

PAR LE

Dr Léon MEUNIER (de Paris)

XIIIe Congrès international de Médecine.
Paris, 1900.

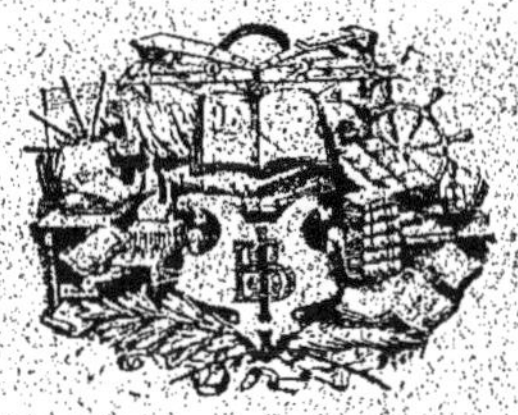

PARIS

INSTITUT DE BIBLIOGRAPHIE

93, BOULEVARD SAINT-GERMAIN, VI

1900

DU

LAB-FERMENT

DANS LE

SUC GASTRIQUE

PAR LE

Dr Léon MEUNIER (de Paris).

XIIIe Congrès international de Médecine.
Paris, 1900.

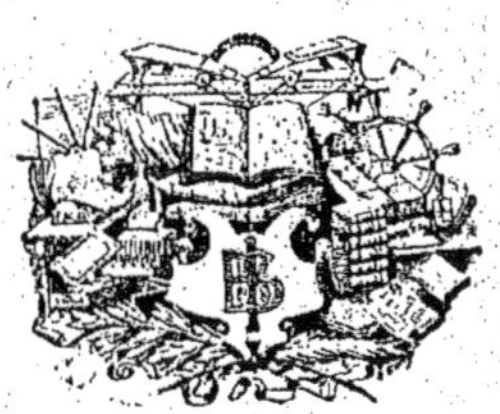

PARIS
INSTITUT DE BIBLIOGRAPHIE
93, BOULEVARD SAINT-GERMAIN, VI

1900

DU

LAB-FERMENT

DANS LE

SUC GASTRIQUE

PAR LE

Dr Léon MEUNIER (de Paris).

XIIIe CONGRÈS INTERNATIONAL DE MÉDECINE.

PARIS, 1900.

CHAPITRE 1.

Du Lab-ferment dans le suc gastrique et de son dosage.

La présence du lab-ferment dans le suc gastrique des mammifères jeunes est universellement admise. L'existence de ce ferment dans le suc gastrique des adultes a été, au contraire, niée pendant longtemps.

Cela tient à ce qu'on était hypnotisé par ce fait que le suc gastrique contient de l'HCL et qu'on attribuait à cet HCL seul la propriété que possède le suc gastrique de coaguler le lait.

Hammarsten, dans ses travaux sur la présure, a nettement différencié de l'action des acides sur le lait, l'action de la présure ou de son principe actif, le *lab-ferment*.

La coagulation du lait par les acides est, en effet, une simple précipitation de la caséine par acidification ou par auto-acidification dans le cas de fermentation lactique, précipitation qui se fait d'une façon presque instantanée, en quelques secondes.

La coagulation par le lab-ferment de la présure est, au contraire, le résultat d'une fermentation diastasique, une *caséification* capable de se produire en milieu neutre, mais toujours au bout d'un *temps plus ou moins long, suivant la nature du lait* et la *quantité de présure employée*.

Sous l'influence de ce ferment, la caséine du lait se dédouble

— 4 —

en deux substances, l'une soluble dans le sérum, l'autre, qui en
présence des sels solubles de chaux, forme la partie qui se
précipite en englobant les globules gras : *le caséum*. Ce dédou-
blement de la caséine du lait, très rapide en présence de la
présure, produit préparé avec des muqueuses gastriques *de
jeunes animaux*, exige souvent plusieurs heures, si on fait
agir sur le lait du suc gastrique neutralisé de *sujets adultes*.
Pour mettre plus en évidence cette action caséifiante du suc
gastrique d'adulte, pour déceler en un mot le lab-ferment qu'il
contient, il faut employer un artifice : il faut sensibiliser le lait
sur lequel on opère, en l'additionnant de quelques dix millièc-
mes d'acide (quantité incapable de précipiter la caséine), soit
en l'additionnant de petites quantités d'un sel soluble alcalino-
terreux, de chlorure de calcium par exemple. *Ces recherches
faites sur le suc gastrique d'adultes normaux, montre que
ce suc gastrique renferme toujours du lab-ferment, sans
exception.* Son absence indique une modification pathologique
dans la sécrétion stomacale, et Boas (1), dans ses recherches
du lab-ferment dans le suc gastrique, a conclu de son absence
à la destruction des éléments sécréteurs de la muqueuse stomacale.

But. — Notre but a été non seulement de *constater*, mais
de *mesurer* par un procédé simple, le pouvoir caséifiant de
différents sucs gastriques, d'en déduire comparativement leur
teneur en lab-ferment et d'étudier les variations de cette teneur
dans divers cas pathologiques.

Pour cela, nous avons utilisé ces deux propriétés connues
du lab-ferment contenu dans le suc gastrique :

1° Possibilité de caséifier facilement un lait donné en présence d'une solution de chlorure de calcium.

2° Possibilité de coaguler une même quantité de lait dans
un temps plus ou moins long, selon la plus ou moins grande
quantité de lab-ferment et, par suite, de suc gastrique agissant.

Nous avons donc mis en présence d'un lait sensibilisé par
l'addition de chlorure de calcium, différentes solutions de suc
gastrique et nous avons évalué leur teneur en lab d'après le
temps nécessaire pour amener la coagulation de ce lait.

Technique. — Soit un suc gastrique filtré, provenant d'un
repas d'épreuve d'Ewald extrait au bout d'une heure.

(1) Boas (*Centralb. f. méd. Wiss*, n° 23, p. 417).

Nous préparons quatre dilutions au 1/10e, 1/100e, 1/500e et 1/1000e de ce suc gastrique, légèrement acides.

Ces solutions sont préparées de la façon suivante dans quatre tubes à essai :

Solution au 1/10e. — Un cc. de suc gastrique est mesuré très exactement dans un tube à essai. Après addition d'une goutte de teinture de tournesol, nous ajoutons par gouttes une solution décinormale de soude jusqu'à virage au bleu. Nous ramenons au rouge par une goutte de solution décinormale d'HCL. Dans le cas d'un suc gastrique neutre, nous ramenons également à une légère acidité par une goutte de solution décinormale d'HCL. Nous ajoutons alors de l'eau distillée en quantité suffisante pour faire exactement 10 cc.

Solution au 1/100e. — Un cc. de la solution au 1/10e est étendu de 9 cc. d'eau distillée.

Solution au 1/500e. — Un cc. de la solution au 1/100e est étendu de 4 cc. d'eau distillée.

Solution au 1/1000e. — Un cc. de la solution au 1/100e est étendu de 9 cc. d'eau distillée.

Remarquons que cette dernière solution provient d'une triple dilution $\dfrac{1}{1000} = \dfrac{1}{10 \times 10 \times 10}$; une erreur dans le dénominateur est multipliée par 100. Il sera donc nécessaire de faire très exactement les prises d'un centimètre cube, une erreur de 1/10 dans une de ces prises entraînant une erreur de 100 dans la dilution.

De ces quatre solutions, on mesure dans quatre tubes à essai 5 cc. et on met de côté le tube contenant ce qui reste de la solution au 1/10e, tube qui nous servira de *tube contrôle*.

On a ainsi cinq solutions :

Tube A contenant 5 c.c. de sol. de suc gastrique à 1/10e.
  — B — 5 — — — 1/100e.
  — C — 5 — — — 1/500e.
  — D — 5 — — — 1/1000e.
Tube contrôle.

dont nous rechercherons le pouvoir caséifiant.

Pour cela nous ajoutons dans ces cinq tubes 5 cc. de solution au 1/100e dans l'eau distillée de chlorure de calcium cristallisé et 5 c. c. d'un lait titré et stérilisé (dont nous donnerons plus loin la composition).

Toutefois, avant de faire cette addition au tube contrôle, on a soin de faire bouillir quelques secondes la solution qu'il contient, afin de détruire le lab-ferment.

Les cinq tubes ainsi préparés, sont agités doucement, de manière à faire un mélange homogène et portés de suite à l'étuve ou au bain-marie chauffé entre 40° et 41°.

On note exactement l'heure de la mise au bain-marie et on observe en minutes le temps nécessaire pour amener la caséification dans les divers tubes. Dans le cours de cette observation, on voit, à un moment donné, le mélange s'épaissir, puis un précipité de caséine apparaît nettement sur les bords de la surface liquide. C'est ce moment que nous choisissons comme limite de notre expérience. Cette observation d'ailleurs, pour des raisons que nous donnons plus loin, ne doit pas dépasser 10 minutes, et si dans ce temps, plusieurs tubes se coagulent, nous notons de préférence celui qui s'est caséifié entre 3 et 10 minutes.

Soit quatre sucs gastriques différents, contenant des quantités inégales de lab. Soumis à cette expérience, ils nous donnent les résultats suivants :

Premier suc gastrique, caséifie le tube au 1/10			en	2'
Deuxième	—	—	—	1/100 — 10'
Troisième	—	—	—	1/500 — 8'
Quatrième	...	—	—	1/1000 — 4'

Ce qui veut dire :

Pour le premier suc gastrique, que dans nos conditions d'expériences 5 c. c. de la solution au 1/10' de ce suc caséifient 5 cc. de lait en 2', ou en simplifiant, qu'un cc. de suc gastrique pur caséifie 10 cc. de lait en 3' et successivement.

Que 1cc du deuxième suc gastrique caséifie			100cc de lait	en 10
1cc	—	—	— 500cc	— 8'
1cc	—	—	— 1000cc	— 4'

(Dans tous ces cas, le tube contrôle ne doit pas caséifier, le lab ayant été détruit par la chaleur, la caséification indiquerait une modification survenue dans le lait, ou une erreur d'expérience).

Relation entre les temps de coagulation et les quantités de lait coagulés. — Cherchons à interpréter ce résultat sous une forme plus générale. Pour cela étudions les quantités de lait coagulé dans nos conditions d'expérience au bout de temps variables, par une même quantité de suc gastrique.

Soit un suc gastrique dont la solution au 1/10 caséifie en 1'10" ; ceci veut dire que 1 c. c. de ce suc gastrique caséifie 10 c. c. de lait au bout de ce temps. Faisons successivement des dilutions de ce suc gastrique au 1/10, 1/20, 1/30, 1/40, 1/50, etc...., et cherchons au bout de combien de temps la coagulation se produit dans ces diverses solutions. Nous pouvons écrire les résultats sous la forme suivante :

1ᶜᶜ de suc gastrique caséifie	10ᶜᶜ de lait en		1' 10"
1ᶜᶜ	—	20ᶜᶜ —	1' 40"
1ᶜᶜ	—	30ᶜᶜ —	3'
1ᶜᶜ	—	40ᶜᶜ —	4'
1ᶜᶜ	—	50ᶜᶜ —	5'
1ᶜᶜ	—	60ᶜᶜ —	6' 1/2
1ᶜᶜ	—	80ᶜᶜ —	9'
1ᶜᶜ	—	90ᶜᶜ —	10' 1/2
1ᶜᶜ	—	110ᶜᶜ —	14'
1ᶜᶜ	—	140ᶜᶜ —	18'

Ce tableau montre que pour une même quantité de suc gastrique, les quantités de lait coagulé sont presque proportionnelles au temps nécessaire pour déterminer cette coagulation. Cette relation va, il est vrai, se modifiant avec la durée d'observation, mais peut, sans grande erreur, être considérée comme vraie audessous de 10' et surtout entre 3 et 10'. De là la limite de notre observation à ce temps, dans nos expériences précédentes.

De plus, à cause de cette proportionnalité, sachant qu'une solution de suc gastrique au 1/100, par exemple, caséifie le lait en 3', c'est-à-dire que 1 c. c. de ce suc caséifie 100 c. c. de lait en 3', il sera facile d'en déduire la quantité de lait qu'elle coagule au bout d'un temps fixé, 8' par exemple (ces deux durées étant inférieures à 10') :

$$x = \frac{100 \times 8'}{3'}$$

Force d'un suc gastrique en lab. — Ceci étant, de même qu'en industrie on appelle *force d'une présure* la quantité de lait caséifié par un litre de présure au bout d'un temps donné, 40' et à la température de 35°, de même appelons : *Force d'un suc gastrique en lab, la quantité de lait caséifié par l'unité de volume de ce suc gastrique au bout de 10', dans nos conditions d'expérience.*

Des considérations précédentes, nous pouvons facilement

déduire cette force F dans les différents sucs gastriques examinés.

Soient les exemples choisis plus haut (page. 4).

1° Suc gastrique caséifiant 10^{cc} de lait en 2' $F = \dfrac{10 \times 10}{2} = 50$

2° — 100^{cc} — 10' $F = \dfrac{100 \times 10}{10} = 100$

3° — 500^{cc} — 8' $F = \dfrac{500 \times 10}{8} = 625$

4° — 1000^{cc} — 4' $F = \dfrac{1000 \times 10}{4} = 2500$

Ce qui veut dire que un c. c. de ces différents sucs gastriques peut caséifier 50 c. c., 100 c. c., 625 c. c. ou 2500 c. c. de lait au bout de 10'.

D'une façon générale, on obtiendra la force d'un suc gastrique en lab en multipliant *par 10 le titre de la dilution de ce suc gastrique D et en divisant par le nombre de minutes m' nécessaires pour amener la caséification dans nos conditions d'expérience* :

$$F = \dfrac{D \times 10}{m'}$$

Chapitre II

Etude du lait en présence du suc gastrique.

Etude du lait. — Dans nos expériences, nous avons employé du lait titré et stérilisé. En voici la raison : Quand on prend pour ces essais des laits quelconques, on trouve de grandes divergences dans les résultats observés. Pour nous rendre compte de ces divergences nous avons fait les recherches suivantes :

Modifications se produisant sur un même lait. — On sait que si on abandonne à lui-même du lait frais, l'acide lactique qui se forme agit d'abord *en augmentant le pouvoir caséifiant de la diastase,* jusqu'à ce qu'il intervienne pour son propre compte et que le lait précipite par auto-acidification. Etudions l'action de ces modifications sur nos résultats d'expériences.

Soit un lait frais, trait à quatre heures du matin et abandonné à une température moyenne de 25°. L'acidité de ce lait répond par litre à 0 gr. 58 de soude. Cette acidité recherchée en présence de la phtaléine du phénol, paraît d'après les travaux de A. Joly, exprimer l'acidité des phosphates mono et bibasiques dissous dans le lait. Faisons agir sur ce lait une même solution de suc gastrique et notons les modifications qui se produisent au bout de temps variables, dans son acidité et dans sa coagulation.

Heures.	Acidité.	Temps nécessaire pour amener la coagulation.
4 h. matin (traite)	0.58	6'
6 h. 1/2	0.58	6'
8 h.	0.59	5' 1/2
10 h.	0.61	5'
Midi	0.64	4'
5 h. du soir	0.68	3'

Si on songe que la plupart des laits sont vendus dans le commerce parisien au moins 10 heures après la traite, on voit par suite à quelles erreurs on s'expose en se servant des laits vendus comme frais.

Variations existant entre plusieurs laits frais. — Soient maintenant différents laits, pris à l'étable, provenant de vaches différentes et examinés dans l'heure suivant la traite. Comme dans le cas précédent nous avons fait agir sur ces laits une même solution de suc gastrique et nous avons dans le tableau ci-dessous, noté leur temps de coagulation, leur acidité et leur richesse en caséine pour 1000 cc.

Caséine.	Acidité.	Temps nécessaire pour amener la coagulation.
33 gr	0,59..................	5 1/2
35 —	0,59..................	5'
39 —	0,62..................	6'
35 —	0,59..................	6 1/2
35 —	0,62..................	6 1/2
36 —	0,62..................	7'
40 —	0,56..................	8'
41 —	0,59..................	13'

Nous voyons que les temps de coagulation sont différents avec les variétés de lait, et, si on tient compte des erreurs d'expérience, paraissent varier avec leur teneur en caséine.

De cet examen, il résulte surtout que des laits différents, même frais, ne sont nullement comparables entre eux dans nos recherches du lab.

En résumé, pour éviter ces erreurs, et nous trouver toujours dans les mêmes conditions expérimentales, il nous fallait un lait type et c'est, à la vérité, la grosse difficulté de ces manipulations.

Peu nous importait d'ailleurs, la composition chimique de ce lait ; ce que nous lui demandions, dans nos conditions d'expérience et en présence d'une même solution de suc gastrique. C'était :

1° *Pour une même quantité de lait, de caséifier toujours dans un même temps ;*

2° *Pour des quantités de lait différentes, de caséifier dans des temps à peu près proportionnels aux quantités de lait employées (entre 0' et 10').*

Pour cela, nous avons pris un lait moyen, c'est-à-dire provenant d'un mélange de laits différents, recueilli immédiatement après la traite (caséine : environ 40 gr. par litre). Ce lait est porté à l'ébullition, filtré grossièrement pour séparer le coagulum d'albumine, versé bouillant dans des flacons de

30 grammes et bouché de suite. — Ces flacons sont ensuite portés à 115° à l'autoclave pendant 10 minutes.

Chaque flacon contient la quantité de lait nécessaire à un examen de suc gastrique. Quand notre provision de lait, est épuisée, nous choisissons un lait ou nous faisons un mélange de laits différents, tel que pour une même solution de suc gastrique, il coagule dans le même temps que le lait type.

Toutefois il faudra tenir compte de ce fait : un lait qui caséifie par exemple en 5', sous l'influence de cette stérilisation, subit une modification telle qu'il caséifie généralement entre 6' et 6' 1/2. — Il nous faudra donc observer ce retard dans le choix de notre lait frais.

Ce choix et cette stérilisation du lait type est, en un mot, une opération assez délicate. Nous avons examiné différents laits stérilisés du commerce (laits Hélios, Gallia, etc.), laits qui proviennent toujours d'un mélange de beaucoup de laits et qui sont, de plus, préparés d'une façon toujours semblable. Ces laits nous ont paru avoir un pouvoir caséifiant à peu près le même et répondre sans grosses erreurs, à notre lait.

Leur vente en flacons de 60 c. est, de plus, assez pratique pour ces examens de suc gastrique.

On pourra par suite se servir de ces laits pour faire en clinique les recherches quantitatives de lab-ferment.

CHAPITRE III

Du Lab-ferment dans le suc gastrique.

Conservation du lab-ferment dans le suc gastrique. — Il était indispensable dans nos recherches sur le lab, de s'assurer de la conservation du pouvoir caséifiant du suc gastrique.

Dans toutes nos expériences avec divers sucs gastriques filtrés, contenant ou ne contenant pas d'HCL libre, nous n'avons pas trouvé de modification dans le pouvoir caséifiant à plusieurs jours de distance.

Nous donnons entre autres, l'exemple d'un suc gastrique d'acidité 200 °/₀ et dont la recherche du lab, faite tous les jours, depuis le 1er juin 1900, jour de sa prise, nous a donné la même teneur en lab 1500 jusqu'à ce jour.

Etude du lab à différentes periodes de la digestion.

Pour résoudre cette question, nous avons donné à cinq sujets normaux un repas d'épreuve d'Ewald, composé de 60 gr. de pain blanc rassis et 250 gr. de thé léger, sans sucre.

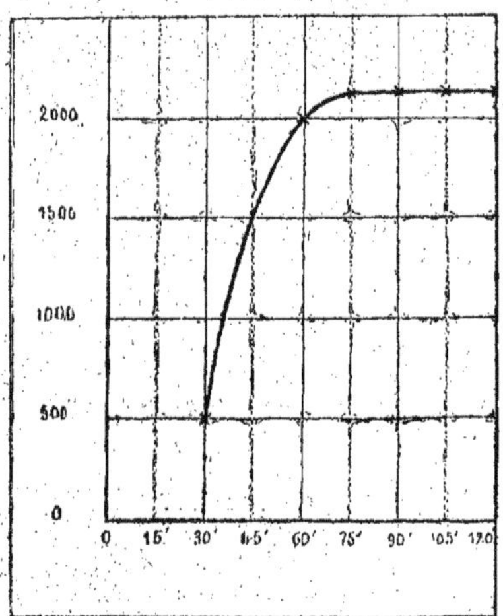

Fig. 1. — Courbe de la force en lab du suc gastrique en fonction du temps.

Nous avons fait des prises de suc gastrique de quart d'heure en quart d'heure et nous résumons le résultat de ces expériences dans la courbe suivante, dont les abcisses représentent le temps et les ordonnées, la force du suc gastrique, d'après notre définition.

Le maximum de secrétion du lab nous paraît avoir lieu au bout d'une heure environ et se maintenir à ce maximum pendant l'heure qui suit.

C'est pourquoi, dans nos expériences sur le lab, nous avons fait nos prises de suc gastrique une heure après la fin du repas d'Ewald.

Variations du lab dans les cas normaux et pathologiques. — Nos recherches du lab-ferment ont porté sur 42 cas normaux ou pathologiques, recherches que nous résumons dans les tableaux suivants :

TABLEAU I.

SUCS GASTRIQUES DONT LA FORCE EN LAB VARIE DE 0 à 100.

DIAGNOSTIC	AGE	LAB		ACIDITÉ	HCl. libre
Cancer de l'estomac.	41 ans	25	8 avril 1900.	0	0
		10	15 juin.		
Id.............	63	10		40	0
Id.............	33	10		30	0
Gastrite alcoolique... (mort 1 mois après).	30	20		30	0
Gastrite alcoolique...	65	50		73	0

TABLEAU II.

SUCS GASTRIQUES DONT LA FORCE EN LAB VARIE DE 100 à 500.

DIAGNOSTIC	AGE	LAB	ACIDITÉ	HCl. libre
Reichmann { avant gastro-entérostomie.....	42 ans	300	292	+
{ après :...........	»	300	182	+
Gastrite alcoolique.............	35	160	»	0
Id.	61	330	130	+
Id.	38	500	2 0	+
Id.	52	450	»	+
Ulcère estomac (1re hémorragie huit ans avant)........	45	500	»	+
Vomissements chez une nerveuse................	20	100	73	0
Gastrite chronique (chez une édentée................	41	515	76	+
Néoplasme stomacal ?.........	54	100	?	0

TABLEAU III.

SUCS GASTRIQUES DONT LA FORCE EN LAB EST SUPÉRIEUR A 500.

DIAGNOSTIC	AGE	LAB	ACIDITÉ	HCL libre
10 cas normaux	20 à 50 ans	1000 à 3000	180 à 200	
10 nevroses stomacales	25 à 35	500 à 1500	73 à 200	4 cas sans
8 Hyperchlorhydrie	20 à 45	1000 à 3500	200 à 400	HCL libre

Nous ne voudrions tirer aucune conclusion ferme d'un nombre de cas aussi restreint, et ceci d'autant plus que quelques modifications apportées au cours de nos expériences, ont pu fausser quelques résultats du début.

Toutefois, ces recherches quantitatives nous ont paru répondre aux recherches qualitatives de M. Boas, qui l'avaient amené à conclure que la disparition du lab indiquait la destruction des éléments sécréteurs de la muqueuse.

Dans tous nos examens, le pronostic clinique nous a paru en effet marcher avec la teneur en lab du suc gastrique.

Rapport entre le lab, les éléments chlorés et la pepsine du suc gastrique. — On peut être surpris que le lab, qui joue chez l'adulte un rôle aussi secondaire dans les phénomènes de la digestion, puisse donner un résultat pronostique d'une grande valeur.

Nous avons été ainsi amené à étudier les relations existant entre le lab et les principaux éléments de la sécrétion gastrique. Au cours de nos recherches, nous avons été souvent surpris des divergences existant entre la secrétion du lab et les éléments chlorés, dosés par le procédé de MM. Hayem et Winter, de l'absence (constatée dans nos tableaux) d'HCL libre, chez des névroses stomacales avec lab normal.

Il nous a paru intéressant dans ces cas de divergence, de rechercher la teneur en pepsine de ces sucs gastriques et de voir si cette teneur se rapprochait ou du lab, ou des éléments chlorés.

Pour cela, nous avons fait des digestions artificielles, soit de cubes d'albumine, soit mieux, de tubes d'albumine de Mette (1),

(1) Mette. — Thèse de St-Pétersbourg, 1889.

dans d'égales quantités de sucs gastriques ramenés à un même degré acidimétrique par addition de liqueur chlorhydrique.

Ces digestions ont été maintenues à l'étuve à 40° pendant 18 heures et leur résultat a été mesuré en millimètres d'albumine digérés.

Soient les sucs gastriques suivants :

	H+C (Chlorhydrique)	LAB	ALBUMINE DILUÉE
Suc gastrique normal.....	220	1800	5 millim.
Reichmann, avant gastro-entérostomie...........	356	300	3 —
Id. 40 jours après........	200	300	3 —
Hypochlorhydrie chez une nerveuse..............	120 par HCL libre	1000	4 —

Dans ces cas de divergence entre les éléments chlorés et le lab, alors que la chlorhydrie (HCL) subissait des variations considérables, au-dessus de la moyenne chez le Reichmann avant l'intervention, normale après l'intervention, au-dessous chez la nerveuse, le lab comme la pepsine paraissait nous renseigner également sur la valeur réelle de la sécrétion de la muqueuse stomacale, sur l'état anatomique de l'appareil glandulaire dans ces divers cas pathologiques.

Ces exemples, choisis parmi des cas extrêmes, n'ont pas la prétention, certes, de conclure qu'il y a toujours une relation entre les secrétions du lab et de la pepsine.

Néanmoins, pour ces raisons chimiques, pour les considérarations cliniques exposées plus haut, le dosage du lab-ferment nous a paru devoir apporter souvent un renseignement utile dans un examen de suc gastrique du même ordre qu'un dosage de pepsine dont la recherche quantitative est si longue et si peu précise.

Et c'est pourquoi nous avons exposé le procédé de dosage du lab que nous employons habituellement, qui par la petite quantité de suc gastrique nécessaire (1 c. c.), par le peu de temps exigé par la manipulation (10'), et par sa grande sensibilité, peut être un procédé d'un emploi clinique.

Imprimerie de l'Institut de Bibliographie. — N° 310.

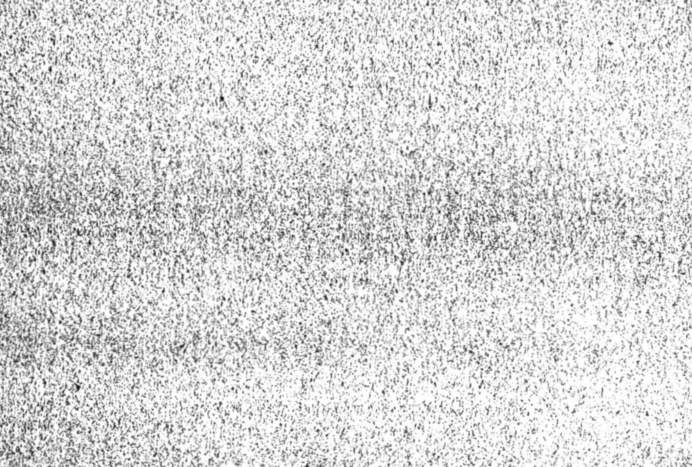